AF586966

REMARQUES

SUR

LE CANCER DE L'OMBILIC

PAR LE Dr A. ATTIMONT

Médecin suppléant des Hôpitaux de Nantes.

Ces considérations sont le résultat de recherches provoquées par l'examen de quelques cas de cancer de l'ombilic.

Les trois premiers que j'ai observés n'ont donné lieu qu'à la simple constatation clinique ; le contrôle nécropsique et histologique ne put être fait.

Deux d'entre eux présentaient le tableau classique du cancer de l'estomac, l'autre accompagnait une affection cancéreuse des organes génitaux de la femme.

Ces tumeurs survinrent à période ultime des maladies viscérales, sauf l'une d'elles que j'eus l'occasion de suivre, étant interne de M. Cusco, chez une femme atteinte de cancer de l'estomac ; le diagnostic resta assez longtemps incertain, au point qu'il fut question d'opération ; mais les symptômes du cancer stomacal s'affirmèrent et rendirent l'intervention inutile.

Ces tumeurs ayant, toutes, les caractères que nous retrouverons à la description du cancer secondaire de l'ombilic, il est superflu de les analyser ici.

La vérification anatomo-pathologique de la nature cancé-

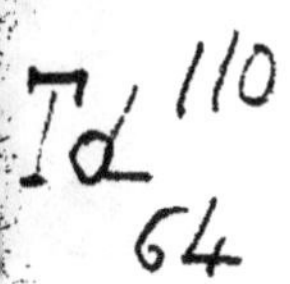

reuse de la tumeur ombilicale a pu être complète dans l'observation suivante :

Femme de 53 ans, blanchisseuse, entrée le 23 août 1885 à l'Hôtel-Dieu, salle 18, nº 3.

Bonne santé jusqu'à il y a trois mois. A cette époque, la partie supérieure du ventre, dans une chute, porta sur le bord d'un baquet, et, d'après la malade, ce fut le point de départ de douleurs, qui n'ont pas cessé depuis ce moment, vers l'hypochondre gauche et la région ombilicale.

A son entrée, dégoût, digestions laborieuses, vomissements alimentaires fréquents à la suite des repas, teint pâle, un peu jaunâtre, expression de fatigue, — il y a de l'amaigrissement depuis quelques semaines, et un affaiblissement très marqué, — un peu d'œdème aux membres inférieurs. A la palpation, ventre sensible vers l'hypochondre gauche, légère rénitence dans cette région et vers le flanc, — nulle part de tumeur profonde. Ni hématémèse, ni melœna ; tendance à la constipation.

Dans la région ombilicale, le doigt rencontre deux petits nodules à peu près de même volume, celui d'un grain de blé, durs, indolents ; la peau glisse à leur surface. Par contre, ils sont peu mobiles sur les plans fibreux sous-jacents auxquels ils semblent adhérer. L'un de ces nodules occupe l'enfoncement ombilical à sa partie supérieure, touchant la partie gauche de son contour à ce niveau. L'autre est distant du premier d'un travers de doigt à peine ; il est placé un peu plus haut et à gauche. La peau qui les sépare paraît normale ; on ne perçoit aucun tractus d'union entre eux, et les mouvements imprimés à l'un de ces grains ne se communiquent pas à l'autre.

La malade, du reste, ignorait leur existence. Les symptômes précédents font porter comme probable le diagnostic cancer de l'estomac, avec néoplasies secondaires ombilicales et adombilicales.

A la suite d'un traitement symptomatique pendant trois semaines, les douleurs ayant diminué et les vomissements cessant, la malade quitte mon service.

Pendant ces trois semaines, les petites nodosités avaient grossi, avec tendance à se rapprocher l'une de l'autre, en s'étalant, et déjà le tissu sous-cutané semblait adhérer, car la peau ne glissait plus aussi facilement à leur surface.

Deux mois et demi plus tard, cette malade est admise à la clinique chirurgicale, service de M. Heurtaux, salle 21.

Elle est très émaciée et souffre de violentes douleurs vers la région ombilicale, le flanc et la fosse iliaque du côté gauche. Ces douleurs sont exaspérées par le palper abdominal, lequel perçoit une sorte de résistance entre l'hypochondre et la fosse iliaque par comparaison avec la souplesse des mêmes régions de l'autre côté.

Au-dessus du ligament de Poupart, un peu de submatité et sensation d'un corps dur, très limité. D'ailleurs, rien autre à la palpation profonde, notamment à l'épigastre.

Au lieu des deux petites nodosités de la région ombilicale, il existe maintenant une tumeur du volume d'une petite noix, occupant absolument la place de l'ombilic, — tumeur indurée, un peu mamelonnée ; la peau y adhère intimement. Autour de la saillie extérieure, on perçoit une résistance plus profonde qui la déborde surtout à sa partie supérieure ; cette partie semble intra abdominale, mais ne doit pas adhérer aux organes, car la masse se meut facilement sous la pression des doigts.

Diagnostic : Epithéliome de l'ombilic.

L'ablation en fut pratiquée quelques jours après l'entrée. Il n'y avait pas d'adhérences profondes.

Les suites de l'opération furent des plus simples et la cicatrisation était achevée au bout de quinze jours.

Mais les douleurs du côté de la fosse iliaque et au niveau de la région ombilicale persistèrent et s'accrurent même progressivement au point de causer une insomnie qui nécessita l'emploi de fortes doses de morphine.

Pas de vomissements depuis l'opération jusqu'à l'époque de la mort, constipation opiniâtre, refus des aliments, l'amaigrissement est extrême.

La paroi abdominale était devenue très déprimée, on percevait une résistance profonde, de plus, au toucher vaginal et rectal, bosselures utérines manifestes. (Note de M. de Larabrie, chef de clinique du service).

Une hernie inguinale ancienne avait cessé de sortir, même dans les efforts, pendant la dernière période de la maladie.

Mort d'épuisement trois mois après l'opération.

Examen de la tumeur opérée. — Elle forme une masse compacte de tissu malade entourée de parties absolument saines. A la coupe, son tissu est blanchâtre ; il donne peu de suintement à la râclure du scalpel.

La tumeur semble divisée en deux segments : le supérieur, profond, intra-abdominal, revêtu d'une surface lisse, l'inférieur répondant à la partie de la tumeur qui faisait saillie à l'ombilic. Entre ces segments existe une lame fibreuse ; des tractions les isolent l'un de l'autre au niveau de cette lame, en rompant une sorte de lien intermédiaire peu volumineux, et on voit alors un contour aponévrotique en forme de disque percé seulement dans un point ; cette intersection fibreuse reste adhérente au segment profond, mais elle en est facilement isolable.

Histologiquement, épithéliome cylindrique. En dehors des cavités tapissées d'épithélium, avec aspect de culs-de-sac glandulaires, on trouve de longs boyaux remplis également de cellules néoplasiques ; ils paraissent former des anostosomes ; ils résultent probablement de l'envahissement des voies lymphatiques. Çà et là, les cellules pathologiques se trouvent infiltrées au milieu de lobules adipeux dont elles écartent les éléments cellulaires propres, exactement comme dans le processus carcinomateux. Trame généralement très fibreuse ; de gros faisceaux sont bien colorés au carmin ; ailleurs tissu fibrillaire grisâtre, et, enfin, dans certains points, autour des cavités épithéliomateuses, tissu granuleux gris jaunâtre, qui paraît être du tissu élastique en voie de formation, à l'instar également de ce qui s'observe dans le carcinome fibreux.

Au voisinage de la surface interne du péritoine proprement dit, on ne voit pas de cavités à épithélium cylindrique.

La membrane aponévrotique inter-segmentaire ne contient pas d'éléments pathologiques.

Autopsie. — Cancer ulcéré de l'estomac au niveau de la petite courbure, — nappes indurées sur les faces antérieure et postérieure, au niveau desquelles les parois sont très épaissies ; ganglions de l'épiploon gastro-hépatique envahis par la dégénérescence cancéreuse, ainsi que les ganglions mésentériques et iliaques.

Nodosités à la surface des organes, notamment de l'utérus et du foie ; le ligament suspenseur renferme des masses cancéreuses entre ses lames ; le péritoine pariétal porte quelques plaques surtout vers la partie médiane. L'épiploon contient des nodosités ; il est tendu et porté à gauche vers le flanc et la région iliaque. Point intéressant : deux noyaux, gros comme une noix, développés sur le bord inférieur du grand épiploon, font adhérer ce bord au niveau de l'orifice interne du canal inguinal qu'ils obstruent, ce qui explique la disparition de la hernie dans les dernières semaines de la vie.

L'examen microscopique montre dans toutes ces productions le type épithéliome cylindrique.

Observation recueillie par M. Miraillé, interne du service.

Le G..., 45 ans, scieur de long, entre le 22 novembre 1886, salle 9, nº 10.

Aucun antécédent ni personnel ni héréditaire.

Depuis un an ce malade est sujet à des vomissements. Ces vomissements d'abord ne se montraient qu'après le premier repas, aujourd'hui ils suivent toute ingestion. Il n'y a jamais eu cependant ni hématémèse ni melœna. Les selles sont normales. Il y a trois mois il fut obligé d'interrompre son travail par suite des vomissements et de l'affaiblissement. Il ne supporte que les viandes blanches.

L'aspect n'a rien de cachectique ; le visage est rouge, coloré, le pouls plein, mais depuis trois mois l'amaigrissement a fait de rapides progrès, — perte de 24 livres (126 au lieu de 150). On constate une douleur assez vive au creux épigastrique, douleur qui s'étend en bas jusqu'à 4 travers de doigt au-dessous de l'apprendre xiphoïde et, à gauche, le long du rebord costal, jusqu'à 5 c. de la ligne blanche. La palpation y révèle en outre une surface résistante et la percussion donne de la matité. Le ventre est tendu, sensiblement ballonné, rénitent. Le foie est très légèrement hypertrophié, la rate normale.

A la partie gauche et supérieure de l'ombilic, on trouve une petite tumeur grosse comme un haricot. La peau n'y est pas adhérente, mais cette tumeur semble attachée aux plans sous-jacents, bien que mobile, dans une certaine mesure. Ainsi on peut la refouler en haut à droite, mais il est très difficile de la pousser en bas et à gauche. Cette tumeur dure et douloureuse ne serait apparue, d'après le dire du malade, que depuis deux jours. Si on le fait tousser, cette tumeur est soulevée avec toute la paroi abdominale, mais on n'a rien de comparable à la sensation d'une hernie.

A l'insertion du 6e cartilage costal sur la côte correspondante on trouve une éminence douloureuse. Il existe aussi deux légères saillies également douloureuses de chaque côté du sternum sur la ligne mamelonnaire.

Il n'y a pas d'œdème des extrémités.

Diagnostic : cancer de l'estomac.

Régime lacté.

29 novembre. — Les vomissements ont disparu ; le lait est bien supporté.

4 décembre. — La tumeur ombilicale a augmenté de volume en se rapprochant de l'ombilic. Elle est devenue plus adhérente au plan sous-jacent, mais la peau glisse encore facilement sur elle.

En introduisant le doigt dans l'ombilic, on sent le fond comme induré et plus résistant qu'à l'ordinaire.

L'aspect du malade est toujours bon ; les joues sont vivement colorées.

9 décembre. — En dehors de la tumeur, jusqu'à 4 c. à gauche de l'ombilic, et à son niveau, on sent par la palpation profonde une légère saillie.

On ajoute au régime lacté du bouillon et de la bouillie.

10 décembre. — Les vomissements ont reparu. Le même régime est cependant continué.

21 décembre. — La matité de la région épigastrique s'est étendue ; le foie paraît augmenté de volume ; ventre ballonné. La tumeur ombilicale n'est plus que peu mobile et se rapproche de l'ombilic. Etat général stationnaire.

30 décembre. — La tumeur ombilicale a augmenté de volume et est devenue plus adhérente.

2 janvier. — Sortie.

Le 31 janvier, ce malade est admis salle 6, service de M. Trastour.

M. Chéneau, interne du service de la clinique, complète ainsi l'observation.

31 janvier 1888. — Le malade n'a pas d'appétit, la langue est sale ; il va assez difficilement à la selle ; pas de vomissements depuis son entrée ; il ne prend, du reste, que du lait. Œdème aux jambes et ascite, laquelle a précédé cet œdème de quelques jours ; l'ascite ne date que de quinze jours. Le malade avoue des excès alcooliques. Le ventre ne présente pas toutefois la configuration habituelle de l'ascite ; il rappellerait plutôt le ventre d'une femme atteinte d'un kyste de l'ovaire. Facies amaigri, pommettes violacées et couperosées, yeux excavés, le facies de l'alcoolique en un mot.

Le 2 février, très grande gêne respiratoire. Ponction le soir, 8 litres 1/2 de liquide un peu louche.

Grand soulagement après la ponction ; mouvements intempestifs, syncope et mort une heure après la ponction.

Le court séjour du malade dans ce service, du 31 janvier au 2 février, et la gravité des accidents qu'il présentait empêchèrent de constater la tumeur ombilicale que nous avions observée et l'autopsie a été faite sans que l'examen ait porté sur ce point.

Dans la dernière phase de la maladie, la modification dans l'aspect du ventre fit croire à une cirrhose atrophique du foie. (V. *Gaz. Méd. de Nantes,* 6e année, p. 65.)

A l'autopsie, on trouve un carcinome de l'estomac qui intéressait la petite courbure, laissait libres les orifices, mais se compliquait de tumeur comprimant la veine porte. Le foie n'était pas atteint par la néoplasie. (On ne dit rien de l'état de la paroi abdominale).

Histologiquement, la tumeur de l'estomac était un carcinome.

Bien que, dans ce cas, il y ait absence de la sanction anatomique pour déterminer la nature de la tumeur adombilicale, il est permis, ce semble, de la rapprocher des précédentes; — l'existence du cancer de l'estomac, d'une part, et, d'un autre côté, le mode de développement du néoplasme extra-abdominal, fournissent une assez grande somme de probabilités en faveur de cette interprétation.

A ces observations, qui ont trait à des cancers secondaires de l'ombilic, il peut être utile de comparer la suivante d'un diagnostic difficile. J'ai pu examiner récemment cette tumeur de l'ombilic, grâce à l'extrême obligeance de M. H. Mahot.

F.. A., 34 ans, rien à noter dans les antécédents de famille ; bonne santé habituelle, menstruation normale.

Il y a quatre ans, elle s'est frappé le ventre contre un robinet, et, quelques mois plus tard, elle remarqua des élancements vers la région ombilicale, puis un gonflement passager du ventre et des crampes d'estomac. Il y a un peu plus de deux ans, elle aperçut une petite grosseur à l'ombilic, laquelle augmente peu à peu, — six mois après, elle consultait l'un de nos confrères qui conseilla l'ablation de la tumeur ; la malade s'y refusa.

La tumeur a été le siège d'une certaine irritation passagère, et à ce moment survint une adénite inguinale aiguë à droite. Du reste, la tumeur n'excite que quelques sensations de picotements.

Depuis quelques mois, douleurs spontanées dans l'hypochondre droit, sous forme d'élancements, mais sans coliques; ces douleurs sont ressenties surtout avant les repas; douleurs semblables, mais moins vives, au niveau de la région ombilicale.

Souvent le ventre gonfle.

A maintes reprises, vomissements alimentaires, une heure et demie environ après les repas, une ou deux fois par semaine.

Du sang, rougeâtre plutôt que noir, et en petite abondance, a été rejeté avec cinq ou six vomissements alimentaires, — la dernière fois, il y a un mois environ, 4 heures après le repas.

Aucune influence menstruelle du reste à ce sujet. Constipation allant parfois à trois jours; rarement diarrhée. Urines normales; peu de sommeil, pas d'appétit, pas d'épistaxis, pas d'hémorrhoïdes, rien au foie. Amaigrissement notable depuis un an surtout.

A l'examen du ventre, clapotement stomacal au choc jusqu'au dessous de la ligne ombilicale sans dépasser la ligne médiane verticale.

Tension vers l'épigastre. Palpation mieux tolérée à droite qu'à gauche, au niveau des hypochondres, précisément à l'inverse de la douleur spontanée.

Tumeur grosse comme une noix au niveau de l'ombilic, dont elle remplace la dépression; cette tumeur bombée offre dans sa partie convexe la forme d'une valve de coquille, adhérente supérieurement. Les tissus sont froncés en haut, et là se voient de petits sillons peu profonds séparant des reliefs étroits et irréguliers.

Le reste de la surface est plus uni, très tendu, rougeâtre sur le milieu et à gauche, gris blanchâtre ailleurs. Il n'existe pas d'ulcération et cependant une très petite fissure à la partie supérieure a donné plusieurs fois un peu de sang.

Les tissus enserrés font corps avec la tumeur.

Elle est très dure partout.

Elle n'est pas douloureuse à l'examen.

Le stylet la contourne un peu en haut et s'enfonce plus profondément encore latéralement entre elle et la peau; mais en bas, la tumeur se continue franchement et sans aucun pli, sans délimitation, avec la peau de la paroi abdominale adjacente, indurée à un centimètre environ au-dessous de l'ombilic.

Profondément, on trouve tout autour de la partie saillante une sorte de renforcement induré de la paroi, il cesse brusquement à un travers de doigt environ.

Cette ceinture d'induration profonde suit les mouvements imprimés à la tumeur et se meut nettement avec elle sur les organes abdominaux ; toutefois, cette mobilité est très limitée de haut en bas.

En soulevant un peu la masse, on la détache du plan viscéral.

Rien d'anormal au palper ni à la percussion dans le reste des parois abdominales, non plus qu'à l'examen rectal. Pas d'œdème des membres inférieurs.

Un petit ganglion est dur à l'aine droite. Rien aux ganglions de l'aisselle et du cou.

Sous la dénomination de cancer de l'ombilic, il est d'usage aujourd'hui de comprendre les néoplasmes carcinomateux et épithéliomateux.

Le passé ne nous a légué que bien peu de notions sur cette affection. Une observation de Fabrice de Hilden (XVIIe siècle) (1), une autre de Civadier (XVIIIe) (2) portent toutes deux ce titre, et c'est là tout ce que P.-H. Bérard peut recueillir en 1827 pour l'article Ombilic du Dictionnaire en 30 vol. Il y ajoute un cas qu'il avait lui-même observé.

Dès cette époque, cependant, on avait remarqué une certaine fréquence des tumeurs malignes de l'ombilic ; P.-H. Bérard cherche même l'explication de la prédilection du cancer pour cette région. Il est vraisembable, selon cet auteur, que si le cancer s'observe plutôt à l'ombilic que dans le reste de la paroi abdominale, c'est que la partie où le

(1) *Observationes chirurgicæ*, cent. V., obs. LXII.

(2) *Jour. méd. et ch. Bruxelles*, t. IV, p. 374.

cordon était attaché offre des conditions de structure toutes spéciales et qui ne se rencontrent en aucun autre point de la ceinture abdominale.

Cette question du cancer de l'ombilic dormit, ce semble, bien des années ; Nélaton, en 1857 (1), en était réduit à citer les trois cas signalés par Bérard trente ans auparavant.

Nélaton continua à confondre sous le nom de cancer toutes les tumeurs malignes de l'ombilic. Il avait vu plusieurs exemples de ces tumeurs dont il n'a pas laissé l'histoire clinique; mais un caractère important de certaines d'entre elles l'avait frappé, et il insiste fort sur ce point : il s'agit de leur expansion sous-péritonéale.

La valeur de cette remarque se conçoit facilement. A cette époque, en effet, tout cancer de l'ombilic était supposé primitif et réclamait l'opération, cette expansion intra-abdominale de la tumeur exposait fatalement à atteindre le péritoine.

En fait, les craintes de Nélaton étaient bien légitimes, comme le démontrent aujourd'hui encore les opérations d'ablation de ces tumeurs, qui donnent environ la moitié de morts par péritonite aiguë immédiate.

Depuis ces trente dernières années, le cancer de l'ombilic a été plus scientifiquement étudié ; les observations se sont multipliées, l'histologie a permis d'apporter plus de rigueur dans les classements et a aidé ainsi les progrès cliniques.

La donnée la plus importante qui ait été acquise concerne la nature généralement secondaire du cancer de l'ombilic. On arriva à reconnaître que le cancer primitif est rare à ce niveau.

Il est difficile de préciser à qui appartient la priorité de cette remarque, devenue aujourd'hui notion classique.

(1) *Elém. de path. ch.*, t. IV, p. 525.

C'était là une idée nouvelle qui devait imposer une grande prudence dans l'intervention chirurgicale. En outre, elle ouvrait la perspective d'un signe important pour le diagnostic, parfois si difficile, des affections cancéreuses des organes abdominaux.

C'est en ce sens que Lorain l'envisageait, quand, dans un langage figuré, il comparait la manifestation cancéreuse ombilicale à un véritable ganglion révélateur (1).

Grâce à l'initiative de Lorain et surtout à celles de M. Millard et de M. Damaschino, des études nombreuses ont élucidé depuis quinze ans la question du cancer secondaire de l'ombilic.

Il est résulté de ces travaux, comme conclusion générale, que tout cancer de l'ombilic doit faire rechercher l'état des viscères abdominaux et du péritoine, et, inversement, que toute affection suspecte des mêmes organes doit inviter à examiner l'état de l'ombilic comme on procède à l'inspection d'un département ganglionnaire, dans des conditions analogues.

Mais à côté des cancers secondaires de l'ombilic, l'observation a relevé quelques cas de cancer primitif, dont le diagnostic différentiel semble parfois bien embarrassant.

Cette étude a pour but, en premier lieu, de grouper par classes les faits de cancer de l'ombilic, puis de présenter quelques remarques sur celle des formes qui présente le plus d'intérêt pour la clinique médicale.

Incidemment, certains renseignements bibliographiques seront notés ici ; les indications complémentaires se rencontreront dans les travaux suivants :

Küster : Arch. f. Klin Chir., XVI, art. 1.
Catteau : th. Paris, 1876, n° 210.

(1) Catteau, lit. 1876.

Blum : Arch. gén. de méd. 1876, II.
Chuquet : du carcinome généralisé du péritoine (th. Paris, 1879).
Nicaise : Dict. Encyclopéd. Soc. méd. art. ombilic.
Codet de Boisse : Tumeurs de l'ombilic chez l'adulte (th. Paris, 1883.
Villar : Tumeurs de l'ombilic (th. Paris, 1886).

Le cancer primitif est la forme dont le claseement doit d'abord tenir compte.

Qu'y a-t-il lieu d'entendre ici par cancer primitif ? Doit-on admettre sous ce titre à la fois le carcinome et l'épithéliome ?

E. Küster constatait en 1874 que tous les cas de carcinome de l'ombilic publiés jusque-là étaient d'origine secondaire, sauf un seul observé par Wilms.

Le travail de Küster n'a pas été traduit en français ; il ne nous est connu que par un résumé très bref de M. P. Berger (1), où l'on signale simplement l'observation de Wilms.

Nulle discussion de ce fait n'est donc possible. C'est là une lacune regrettable, puisque la question de la possibilité du carcinome primitif de l'ombilic est encore pendante.

Il semble difficile, en effet, d'admettre comme exemples de carcinome primitif les cas présentés simplement sous ce nom.

Faut-il, avec M. Villar (2), accepter comme tels les observations anciennes relatées par Bérard ; — s'agit-il de carcinomes, d'épithéliomes, de sarcomes, de fibromes même ? la description des tumeurs ne permet pas d'affirmer le diagnostic, et, à en juger par la guérison après simple ligature, tout autre genre de tumeur devient plus probable que le carcinome.

Il est inacceptable aussi que telle tumeur colloïde qui se

(1) Rev. Soc. Méd. 1874.
(2) Villar, I c.

reconnait d'abord par une expansion ombilicale doive être par cela même classée parmi les carcinomes primitifs de l'ombilic (1).

Quant aux faits de Demarquay (2) et de M. Richet (3), ils ne peuvent être le moindrement concluants ; il n'y eut ni autopsie, ni examen histologique.

En somme, pas un seul cas de carcinome primitif de l'ombilic n'a été publié en France.

Il n'en est pas de même pour l'épithéliome primitif de l'ombilic. Les observations se comptent, il est vrai, mais sont probantes.

Le fait de Dolbeau (4), qualifié sans contrôle microscopique d'épithéliome de l'ombilic, ne saurait figurer ici, et d'autant moins que rétrospectivement on fut amené à penser à la nature syphilitique de cette tumeur.

Nous ne possédons jusqu'ici que cinq cas nettement prouvés d'épithéliome primitif de l'ombilic, ce sont ceux de Demarquay, de M. Després, de M. Péan, de M. Guyon et de M. Déjerine (5).

La nature des éléments constituants de ces épithéliomes n'est pas indiquée dans les observations de Demarquay et de M. Péan; par contre, les trois autres sont précisés comme épithéliomes pavimenteux lobulés.

Pas un seul exemple d'épithéliome cylindrique primitif de l'ombilic n'a été publié.

(1) Hue et Jacquin, *Un. Méd.* 1868.

(2) Demarquay, Soc. chir. 1870.

(3) Richet, in. Blum, l. c.

(4) Dolbeau, in Blum, l. c.

(5) Demarquay, Soc. chir. 8 juin 1870 ; — Després : Soc. chir. 21 mars 1883 ; — Péan et Guyon : in th. Villar ; — Déjerine : Bull. S. An., juin 1888.

Inversement, l'épithéliome cylindrique secondaire s'est rencontré dans plusieurs observations (1), alors que l'épithéliome secondaire pavimenteux n'a jamais encore été rencontré.

Théoriquement, l'épithéliome cylindrique primitif a été considéré comme possible.

On invoquait, avec Waldeyer, la genèse des épithéliomes aux dépens des vestiges des organes de la vie intra-utérine qui empruntent comme passage la fente abdominale pendant la période embryonnaire ou l'orifice ombilical pendant la période fœtale.

A ce titre, le conduit vitello-intestinal, dont la persistance joue un rôle dans l'histoire des fistules congénitales de l'ombilic, eût pu fournir les éléments d'origine de l'altération épithéliomateuse cylindrique.

Aucun fait n'est venu appuyer cette présomption émise alors que l'opinion générale exagérait la fréquence du cancer primitif. C'est pour expliquer également cette fréquence fictive que d'autres s'en prenaient à ce fait « que les cicatrices sont souvent le siège du carcinome, surtout lorsqu'elles sont soumises à des irritations répétées (2). »

Aujourd'hui, c'est la rareté du cancer primitif qui apparaît comme la réalité, aussi y aurait-il lieu de se demander comment l'ombilic échappe à cette affection, alors que les irritations y sont multiples, comme l'atteste tout le reste de sa pathologie.

MM. Cornil et Ranvier (3) remarquent que l'épithéliome cutané est rare au tronc par rapport aux autres régions du

(1) Damaschino et Michaux : in th. Villar ; — Bergeat, in th. Munich, 1883 ; — Obs. pers. ci-dessus.

(2) Blum, l. c., p. 197.

(3) Cornil et Ranvier, Man. hist. path. 2e éd. 1882, II, p. 865.

corps; la peau de l'ombilic participerait-elle à cette immunité relative?

En résumé, le carcinome primitif de l'ombilic reste douteux — l'épithéliome pavimenteux y a seul été prouvé.

Un épithéliome cylindrique devrait donc faire penser à un cancer secondaire.

Peut-on ajouter inversement qu'un épithéliome pavimenteux permet d'éliminer ce dernier? A la vérité, aucun cas d'épithéliome pavimenteux secondaire de l'ombilic n'est connu.

Est-il permis de supposer qu'il puisse jamais s'en rencontrer?

Une objection vient immédiatement à l'esprit : c'est l'extrême rareté de la généralisation de ce type d'épithéliome. Toutefois, la suite de cette étude montrera que la réalisation de cette localisation secondaire peut légitimement se supposer.

Le fait de M. Reboul (1) est très instructif en ce sens. Il s'agit d'un épithéliome pavimenteux de l'œsophage qui s'était généralisé au mésentère et au péritoine et, dès lors, créait une possibilité à la manifestation ombilicale.

Si des recherches nouvelles confirment les données précédentes, l'indication opératoire pourrait en bénéficier dans les cas d'intervention incertaine.

Le cancer secondaire de l'ombilic, à la différence du précédent, compte aujourd'hui d'assez nombreuses observations pour qu'il soit permis de chercher à catégoriser ses formes.

Ce classement n'a été qu'ébauché jusqu'ici.

La base que nous adoptons est d'ordre anatomique : elle est fondée sur le point de départ du noyau cancéreux, qui

(1) B. Soc. An. Paris, 1887, p. 347.

vient faire saillie à l'ombilic et sur son mode de développement.

La forme la plus simple du cancer secondaire de l'ombilic résulte de l'influence de contiguité d'un organe cancéreux sous-jacent ou voisin.

L'épiploon atteint par la dégénérescence a été rencontré assez souvent soulevant l'ombilic et adhérant à son centre ou à son pourtour, spécialement à gauche ; dans quelques cas exceptionnels, il en a été de même pour le mésentère (1), dont les tumeurs, par contre, tendent à aborder l'ombilic à droite.

Selon les cas, il y a simple saillie de ces tumeurs, et ce ne sont pas à proprement parler alors des cancers secondaires de l'ombilic ; mais d'autres fois il y a greffe d'une partie de la surface de la tumeur au niveau de la paroi péritonéale, et, fait déjà remarqué par divers auteurs, ces sortes de greffes ne se font pas toujours par envahissement des éléments cancéreux, mais par l'intermédiaire de fausses membranes phlegmasiques (2).

Un fait, resté isolé, a été publié par M. Moussier (3) : la cicatrice ombilicale s'étant rompue sous la pression de l'ascite concomitante, une portion considérable d'épiploon, atteint d'encéphaloïde, vint faire hernie à travers l'ouverture de l'ombilic largement dilatée.

Parfois des organes creux, l'estomac ou l'intestin, atteints de cancer, contractent adhérence au niveau de la partie profonde de cette région. Il a pu se former même par grande

(1) Augagneur : th. Agrég. Paris, 1886. — Péan : « *Diagnostic et traitement des tumeurs de l'abdomen et du bassin* » 1880.

(2) P. ex. : Dolbeau : Leç. Clin. 1877. — Hardy : Bull. Soc. an. 1874.

(3) Moussier : *Journ. méd. de l'Ouest,* 1873.

exception une fistule ombilicale cancéreuse, grâce à ce processus.

Cruveilhier (1) a insisté sur la fréquence de l'adhérence du pylore cancéreux à la paroi abdominale sus-ombilicale ; mais l'adhérence de cette portion de l'estomac à l'ombilic même est une rareté pathologique (2).

M. Feulard (3) a fait un intéressant relevé des cas publiés de fistules cancéreuses gastro-cutanées et spécialement gastro-ombilicales, — fistules fort rares, du reste (4).

Le processus de ces fistules gastro ombilicales n'est point celui de l'adhérence directe de l'organe cancéreux au feuillet pariétal et aux autres couches de l'ombilic, — un tel mode de développement est absolument exceptionnel.

C'est à la suite d'un abcès formé au contact du point cancéreux que se détermine la perforation de l'ombilic. Des adhérences intimes entre l'estomac, le foie, le colon transverse, et parfois l'épiploon, permettent à ces organes de border la collection purulente en arrière, tandis que la paroi abdominale antérieure, soudée latéralement à cette masse organique, constitue le devant du foyer.

L'abcès, ainsi entouré, s'il ne s'ouvre pas à la région épigastrique, ce qui est l'ordinaire, aboutit à l'ombilic (cas de Féréol, Monod, Panas, Murchison, Duguet-Feulard).

Il soulève et déplisse la cicatrice, et, comme il a tous les attributs d'une suppuration à marche rapide, il s'y ouvre, quand le bistouri ne l'a pas ouvert de bonne heure.

(1) Cruveilhier : An. path. gén., t. II, p. 166.

(2) Wencker : in Haller disput. chir., t. V. — Denonvilliers : Bull. Soc. an 1833, p. 130. — Brossard : in th. Codet. — Nélaton-Després.

(3) Feulard : Arch. gén. méd. 1887, t. II.

(4) Murchison : Méd. chir. trans. 1858, t. XLI.

La perforation de l'estomac, habituellement, n'est que consécutive à l'issue de l'abcès à l'extérieur et elle manque même parfois (Feulard).

Quoi qu'il en soit, au point de vue du cancer ombilical, ce qu'il importe de constater, c'est la propagation du néoplasme jusqu'à l'ombilic, dans plusieurs de ces cas ; les organes formant les parois deviennent cancéreux par contact direct et le pourtour de l'ouverture ombilicale est atteint à la suite (1).

C'est donc bien là une variété spéciale de cancer de l'ombilic, dont l'histoire clinique est très bien exposée dans l'article de M. Feulard. Le diagnostic en est souvent fort difficile ; on a pu croire à un phlegmon suppuré de la paroi abdominale, ou encore à une péritonite tuberculeuse (2), — d'autant que certains de ces cas sont survenus avec la forme latente du cancer de l'estomac (3). En moyenne, la survie n'a été que d'un mois, elle a atteint cependant au maximum trois mois, à partir de cette complication.

Une vue synthétique des faits qui précèdent et constituent notre premier groupe du cancer secondaire de l'ombilic, nous les montre d'ordre tout matériel : une cause mécanique agit de dedans en dehors sur le point le moins résistant de la paroi abdominale antérieure et occasionne sa saillie insolite ou sa rupture.

Il se produit, par exception, un processus d'un autre caractère, organique, par destruction cancéreuse de toutes les couches de l'ombilic, suivi d'une fistule directe.

Toute la pathologie de l'ombilic nous l'indique comme soumis à de telles influences mécaniques : sans parler de la

(1) Auger : Bull. Soc. an. 1875. — Monod : Bull. Soc. an., t. LXXXVII. — Broussole : in th. Villar, p. 122.

(2) Feulard-Duguet : l. c.

(3) Monod : l. c.

grossesse, de l'ascite, n'en est-il pas de même dans la péritonite suppurée (1), dans l'inflammation péri-ombilicale, lors de la tuberculose du péritoine (2), dans certaines inflammations péritonéales des enfants (3) ?

Cette collection de faits de cancers secondaires agissant sur l'ombilic par pur effet de contiguïté, de pression, n'a en somme qu'un faible intérêt au point de vue de la pathologie générale.

Un point cependant frappe : c'est la résistance qu'offre pendant longtemps le péritoine pariétal à l'envahissement des éléments cancéreux, — particularité que nous retrouverons dans d'autres formes du cancer de l'ombilic.

Du groupe précédent doivent être rapprochés les quelques exemples de cancers développés secondairement dans des organes herniés au niveau de l'ombilic, et y formant dès lors une tumeur cancéreuse.

L'un de ces cas signale un disque aplati, dur, du volume d'une grosse amande, se substituant à une petite hernie ombilicale directe, facilement réductible jusque-là ; l'autopsie montra un cancer du péritoine consécutif à une tumeur pelvienne encéphaloïde (N. Guéneau de Mussy) (4).

Dans l'observation de Cruveilhier (5), — au cours d'un cancer de l'estomac, généralisé au péritoine, — ce sont deux hernies ombilicales épiploïques juxtaposées, l'une passant par

(1) Féréol : « *De la perforation de la paroi abdominale dans les péritonites,* » th. Paris, 1859.

(2) Vallin : « *De l'inflammation peri-ombilicale dans la tuberculisation du péritoine.* » (Arch. gén. de Méd., 1869.)

(3) Gauderon : « *De la péritonite idiopathique aiguë de l'enfant,* » th. Paris, 1876.

(4) N. Guéneau de Mussy : Cliniq., t. II, p. 30.

(5) Cruveilhier : Anat. path. gén., t. V, p. 44-47.

l'anneau, l'autre par un éraillement de la ligne blanche, qui deviennent le siège du développement de masses colloïdes bosselées. L'autopsie fit voir ce fait remarquable que le péritoine des parois abdominales était intact, alors que la dégénérescence gélatiniforme de l'épiploon avait envahi les deux sacs herniaires.

« L'adhérence avec l'épiploon dégénéré avait-elle donné à la portion péritonéale, qui constituait le sac, l'aptitude à la dégénération ? » (Cruveilhier.)

Au sujet de cette dernière remarque, il importe de souligner qu'il s'agissait d'un cancer colloïde.

Une observation très laconique (Cannuet) (1) indique chez un malade, atteint de cancer du foie, l'existence d'un « ganglion cancéreux » dans une portion d'épiploon hernié. Le sac n'était pas atteint.

Il en était autrement dans le cas relaté par M. Queyrat (2) : chez une femme atteinte d'un encéphaloïde de l'utérus, une hernie ombilicale volumineuse et parfaitement réductible, datant de dix ans, devint dure et irréductible. La partie culminante prit adhérence intime à la peau déplissée de l'ombilic, avec teinte rouge vineux, sur une étendue d'une pièce de 5 fr. en argent environ.

L'épiploon hernié fut trouvé cancéreux, tout le reste du grand épiploon était sain comme dans le cas précédent.

Cette même remarque au sujet de l'état cancéreux de la portion herniée, à l'exclusion des autres parties du même organe, se retrouve dans le cas de hernie inguinale cancéreuse publié par M. Chauffard (3).

(1) Cannuet : Bull. Soc. anat. Paris, 1852.
(2) Queyrat : in th. Codet de Boisse.
(3) Chauffard : Bull. Soc. an. Paris, 1882.

Toutes les hernies ombilicales ainsi frappées de cancer secondaire étaient des épiplocèles.

Les cancers secondaires de l'ombilic que nous venons d'indiquer marchent tous de la cavité abdominale vers la paroi ; ceux qui restent à étudier occupent, au contraire, cette paroi elle-même.

Des cancers de cette sorte, il est une variété qui mérite d'être groupée séparément, c'est la colloïde. Le mode d'évolution en est tout spécial. En effet, la dégénérescence gélatiniforme des cellules du carcinome prend surtout la forme d'une infiltration, elle se répand comme telle et tend à s'insinuer dans les interstices qu'elle trouve devant elle, et cela parfois sans assimilation néoplasique préalable des éléments normaux qui remplissent ces parties faibles des parois, car son explosion est subite à l'extérieur, comme pourrait faire une hernie, par exemple, à la suite d'une chute, d'un effort.

D'autres fois, ses progrès sont graduels, subits et elle agit sur les tissus d'après le mode que nous étudierons plus loin.

Les tumeurs ombilicales colloïdes ont du reste une symptomatologie absolument distincte et leurs caractères insolites ont causé bien des erreurs :

Mollesse, élasticité, rapidité d'apparition et de développement, fluctuation même parfois, tout fait croire à un abcès, — et cela d'autant que l'état général est souvent peu frappé : » c'est un cancer régional, » disait Cruveilhier (1) ; il ménage volontiers les ganglions (2), enfin l'ascite lui fait d'ordinaire défaut.

En somme, rien parfois ne prémunit contre l'idée d'un abcès, la saillie est ouverte avec issue de masses gélatineuses, tremblotantes, et, à la suite, végètent avec exubérance des

(1) Cruveilhier, l. c., t. V, p. 10.

(2) Potain : Dict. Encyc. Sc. méd. « *Lymphatiques. Pathologie.* »

fongosités saignantes qui ne permettront plus guère la cicatrisation de la plaie d'incision (1).

Cette masse colloïde secondaire non seulement a été observée à l'ombilic même, mais aussi à travers les interstices de la ligne blanche (2).

Le groupe de cancers secondaires qu'il reste à classer est le plus important, au point de vue clinique comme à celui de la pathologie générale du cancer. C'est de cette forme que l'on s'est surtout occupé ces dernières années dans les observations publiées.

Il ne s'agit plus ici d'une tumeur que le hasard de sa situation topographique amène à se faire jour vers un point qui se laisse distendre ; il intervient, au contraire, un processus actif, spécifique, dépendant des qualités propres du tissu pathologique et de leur influence sur certains éléments normaux, éléments qui appartiennent aux conduits lymphatiques et au tissu cellulaire.

Nous concevons cette forme de cancer comme un bourgeonnement actif vers l'extérieur d'une masse néoplasique développée sous l'ombilic, comme un épiphénomène du cancer sous-péritonéal localisé partiellement à ce niveau. Ce cancer sous-péritonéal, lui-même secondaire, est le trait d'union entre le cancer viscéral primitif et la tumeur symptomatique de l'ombilic.

L'anatomie pathologique du cancer du péritoine nous montre le péritoine pariétal aussi constamment atteint que peut l'être le grand épiploon ; depuis le grain de millet jusqu'à la cuirasse, on a pu observer là tous les genres de nodosités et de plaques.

(1) Hue et Jacquin : l. c. ; Demarquay : l. c. ; Péan : tumeurs ; Vidal : *Gaz. hebd.*, 1874.

(2) Lancereaux : Atlas anat. path., p. 43.

Mais les dépôts néoplasiques y ont leurs sièges de prédilection bien connus. Pour ne parler que des localisations qui intéressent cette étude, souvent les plaques affectent de préférence le tissu sous-péritonéal avoisinant les vestiges des vaisseaux ombilicaux, veine et artères, et de l'ouraque ; le point de convergence de ces dépôts se trouve être l'ombilic. » (Chuquet) (1). Une plaque épaisse et plus ou moins bombée occupe ainsi la région ombilicale.

Bien des observations indiquent également l'envahissement de l'espace interposé aux lames du ligament suspenseur du foie, envahissement précisé souvent de plus comme simultané au cancer secondaire de l'ombilic. (Wulchow, Catteau d'Heilly Chuquet, Damaschino et Michaux, Villar, Hontang, etc.)

En réalité, toutes ces lésions que l'usage fait qualifier de cancer du péritoine, occupent bien plutôt, au début au moins, le tissu sous-séreux ; le péritoine, proprement dit, oppose au cancer une barrière que l'anatomie pathologique démontre longtemps persistante.

C'est grâce à cet obstacle profond que peuvent se développer la plaque cancéreuse sous-péritonéale et le cancer ombilical qui parfois en émane.

Le tissu sous-péritonéal altéré au niveau de l'ombilic et à son pourtour est contigu au tissu cellulo-adipeux qui occupe la partie supérieure de l'anneau ombilical.

Ce point, que force la hernie directe de l'adulte, va servir de terrain propice à la naissance et au développement du tissu cancéreux, grâce à sa constitution élémentaire.

Les tissus fibreux de la face profonde de la paroi abdominale, en contact de même avec les produits néoplasiques, n'ont point l'aptitude à la dégénérescence rapide ; mais le

(1) Chuquet : l. c.

tissu cellulo-adipeux est vite envahi par celle-ci, d'après la loi d'évolution du cancer en général.

Une fois ce tissu cellulaire atteint, il va servir de guide à la dégénérescence vers l'extérieur.

Le contour fibro-aponévrotique résiste naturellement, mais le tissu cellulaire sous-cutané de l'ombilic se trouve immédiatement en rapport avec le bourgeon de l'orifice, et alors va se former et s'étaler le plateau extra-abdominal cancéreux aux dépens de cette nappe sous-cutanée; entre ce plateau du dehors et celui du dedans le lien sera le tractus cellulo-adipeux altéré de l'anneau.

Les progrès en surface en sont rarement très considérables; mais, caractère commun à tous les cas, la partie profonde du derme tend promptement à devenir adhérente et le plus souvent tous les éléments de la peau sont envahis avec ulcération par places. En cela rien autre en somme que le processus ordinaire du cancer qui a atteint la surface cutanée.

La ressemblance avec la hernie ombilicale directe de l'adulte en ce qui regarde le trajet suivi par le cancer se poursuit si l'on compare la voie des cancers adombilicaux à celle des hernies adombilicales. D'ailleurs, même disposition anatomique qu'à l'ombilic, mêmes éléments cellulo-adipeux entre les interstices fibreux de la ligne blanche, même distribution pathologique du néoplasme au-dessous d'eux, à leur face profonde. Aussi les observations de cancer adombilical secondaire sont loin d'être rares. Des cas montrent même la coïncidence des localisations ombilicales et juxta-ombilicales (1), d'autres, la coëxistence de deux de ces tumeurs cancéreuses juxta-ombilicales ; cela rappelle les variétés des hernies ombilicales et adombilicales réunies parfois.

En somme, à ce propos, comme on l'a remarqué à d'au-

(1) Cruveilhier, l. c. — Obs. pers. ci-dessus.

tres points de vue, l'anneau ombilical peut être justement considéré comme le plus grand des espaces de la ligne blanche. Mais, en raison de leur genèse commune, et pour la justesse d'une vue d'ensemble, toutes ces tumeurs ombilicales et juxta-ombilicales cancéreuses ont lieu d'être confondues sous le titre de cancer secondaire de la région ombilicale.

Et s'il nous était permis de chercher à caractériser par une désignation spéciale le groupe dont il s'agit, nous l'appellerions volontiers « cancer secondaire sous-péritonéo-ombilical, » pour en indiquer le mode d'évolution anatomique.

Jusqu'ici nous n'avons fourni de ce mode de formation qu'une hypothèse reposant sur la disposition anatomique de la région d'une part, et, de l'autre, sur la fréquence du néoplasme sous-péritonéal à ce niveau.

Il importe de rechercher des preuves précises.

Une remarque clinique a une certaine valeur en ce sens. Maintes fois, dès que la tumeur a été reconnue, existait une résistance ou une plaque profonde.

Dans tel cas, la petite saillie a été reconnue dès le début, à l'état de grain, répondant toujours, du reste, à des parties trouées de la ceinture abdominale ; elle s'est développée jusqu'à l'opération ou jusqu'à l'autopsie, avec cette forme en bouton de chemise, déjà signalée par Nélaton, due, selon toute vraisemblance, à la nature des éléments qui circonscrivent l'anneau.

En effet, l'anatomie indique nettement, parfois, la conservation des tissus fibreux entre les segments sous-cutanés et sous-séreux de la tumeur.

Ainsi, dans l'une des observations de M. d'Heilly, il existait

(1) Bergeat, l. c.

un tractus aponévrotique intermédiaire aux deux portions de la tumeur cancéreuse (1).

Dans le fait de M. Largeau, une coupe transversale de l'ombilic cancéreux jusqu'à la séreuse montre la tumeur faisant de ce côté une sorte de bouton saillant.

« Entre les deux plateaux, il y a une ligne celluleuse qui semble les séparer » (2).

Nous avons indiqué plus haut la juxtaposition de deux masses néoplasiques, tellement tassées qu'elles semblaient n'en faire qu'une, même à l'examen anatomique superficiel, et cependant une traction rompant le lien de tissu dégénéré qui unissait les segments permit de constater entre eux une lame fibreuse intacte et résistante, que le microscope fit voir inaltérée.

Telle encore l'observation de M. Surmay (3), qui a trait à une tumeur adombilicale située à un travers de doigt environ au-dessous de l'ombilic : le disque sous-cutané cancéreux de trois centimètres carrés communiquait à travers la ligne blanche, sans intéresser les muscles, avec les nodosités sous-séreuses.

Inutile de multiplier ces citations : ainsi, ce que l'anatomie normale semblait indiquer comme possible, ce que la clinique faisait pressentir comme probable, l'anatomie pathologique vient nettement l'affirmer ; on pourrait ajouter que la preuve expérimentale de ce processus existe elle-même.

En effet, l'histoire clinique de la péritonite cancéreuse, accompagnée d'une ascite considérable qui nécessite la ponction, nous montre des exemples où cette ponction, intéressant la paroi au niveau de plaques sous-séreuses,

(1) Catteau : l. c. — Chuquet : l. c., p. 44.

(2) Largeau : Bull. Soc. an. 1884.

(3) Surmay : Bull. Soc. an. 1852.

amène l'apparition du néoplasme à l'extérieur ; selon les cas, la tumeur se développe rapidement après l'opération, ou bien l'accroissement en est graduel (1).

La barrière du fascia fibreux a été rompue au point ponctionné, le contact devient direct entre la plaque sous-jacente et le tissu cellulaire de la paroi abdominale traversée par la petite plaie, et le néoplasme se trouve ainsi conduit de proche en proche vers le tissu sous-cutané et la peau ; — seulement ici il rencontre chemin faisant, au lieu d'un contour aponévrotique qui lui résiste, le tissu cellulaire interstitiel musculaire tout ouvert devant lui, et simultanément il s'y infiltre. Mais n'est-ce pas d'ailleurs le même processus que celui que nous signalions dans le cancer sous-péritonéo-ombilical ? — N'y peut-on voir la confirmation, en quelque sorte expérimentale, de l'interprétation donnée au fait que nous étudions ?

Tout légitime ainsi, ce semble, la spécialisation de ce groupe du cancer secondaire de l'ombilic.

Dans les autopsies, les cancers de ce type offrent un point digne de remarque : généralement le péritoine pariétal correspondant est dépourvu d'adhérences aux viscères et à l'épiploon. Il en est de même, d'une façon assez ordinaire au niveau des plaques ou des nodosités pariétales, qu'il y ait eu ou non complication de péritonite cancéreuse et d'ascite, aussi celle-ci soulève-t-elle fréquemment la paroi abdominale antérieure.

L'endothélium, dont la chute a lieu rapidement *post morten,* laisse voir la membrane hyaline amorphe intacte à la surface du néoplasme avec son aspect lisse.

(1) Galvaing : th. Paris, 1872, p. 13 — Lorreyte : Etude sur le cancer du péritoine, th. 1875. — Houtang : Bull. Soc. an. Paris, 1887, p. 359.

Le péritoine pariétal offre donc une résistance assez prolongée à l'envahissement par l'élément cancéreux. Déjà nous avons eu l'occasion de signaler cette particularité à propos des tumeurs cancéreuses intra-abdominales qui abordent le péritoine pariétal de dedans en dehors et qui parfois s'y unissent, il est vrai, mais souvent par l'intermédiaire d'adhérences fibreuses, phlegmasiques, et non directement par envahissement spécifique (1).

La même remarque a lieu d'être faite au sujet des épithéliomes primitifs de l'ombilic.

Quand on a rencontré des adhérences pendant l'ablation (2), adhérences reliant l'épiploon au péritoine, et dès lors à la tumeur, il s'agissait de fausses membranes, dues vraisemblablement à l'irritation de contact, mais non de la propagation du cancer.

Grâce à cette résistance relative de la couche péritonéale à l'atteinte de l'élément cancéreux, le dépôt sous-séreux et le bourgeon ombilical peuvent s'individualiser en quelque sorte assez longtemps au point que ce dernier ait pu en imposer pour une tumeur primitive, le cancer viscéral initial étant demeuré plus ou moins latent.

Ce serait sortir du sujet de cette étude que de rechercher l'explication anatomique de la résistance du feuillet péritonéal pariétal au cancer.

Les pathologistes (3), à la suite des découvertes physiologiques de Recklinghausen et de Ranvier (4) ont conçu un

(1) P. ex. : Dolbeau : Leç. clin. chir. 1877, p. 100. — Hardy Bull. Soc. an 1874.

(2) Després : l. c. — Péau : in th. Villar.

(3) Virchow : th. des tumeurs, I, p. 52. — Debove : Prog. méd. 1874.

(4) Ranvier : Th. technique d'Histologie, p. 390 à 397.

mode spécial d'altération des grandes séreuses par les éléments infectieux, l'ensemencement de leur surface, pour ainsi dire, par glissement de ses éléments ; mais là comme ailleurs les vaisseaux lymphatiques n'en réclament pas moins un rôle immense dans le transport des matériaux du cancer ; nulle part même, il n'est plus facile de vérifier la lymphangite cancéreuse avec ses traînées et ses nouures.

Or, les vaisseaux lymphatiques du péritoine proprement dit, et spécialement ceux du péritoine pariétal, sont peu développés ; M. Sappey même les nie là comme dans la trame de toutes les séreuses (1).

D'autres anatomistes (2) les y ont toutefois démontrés dans la couche fondamentale et se limitant à la couche de soutènement ; mais Robin et Cadiat remarquent la grande difficulté de les injecter dans le péritoine pariétal.

Ainsi cette partie du péritoine est relativement pauvre en lymphatiques ; c'est probablement l'une des causes de la lenteur des progrès du cancer dans la trame cellulo-élastique, extrêmement dense, de son derme (Ch. Robin), de son corps (Bizzozero et Salvioli), — lequel est ici bien plus épais qu'il ne l'est dans le péritoine viscéral (la différence est presque du double) (Kolliker) ; et, de la sorte, se trouve protégée la membrane amorphe, basement-membrane de Tood et Bowmann, qui recouvre absolument toute sa surface, — membrane si tenace d'elle-même que Ch. Robin s'étonne que l'on méconnaisse l'obstacle qu'elle oppose aux progrès de certains processus ; aussi est-il surpris que l'on n'établisse

(1) Sappey: Tr. an. norm. 3e édit., II, p. 816.

(2) Bizzozero et Salvioli : Centralb. f. méd. n° 42, 1877.

Robin et Cadiat. Journ. anat. et phys. 1876. — Dict. Encycl. Sc. Méd. 1881, « lymphatiques. »

pas de distinction entre les maladies des séreuses et celles des tissus sous-séreux.

Par contre, le tissu sous-péritonéal de la paroi abdominale antérieure, pourvu de nombreux lymphatiques, reçoit l'élément cancéreux par leur intermédiaire. Vers la partie médiane notamment deux appareils de vaisseaux lymphatiques pourvoient à la circulation : les lymphatiques sous-ombilicaux profonds, qui se rendent aux ganglions iliaques et les lymphatiques sus-ombilicaux profonds, qui vont vers le chapelet ganglionnaire rétro-sternal.

Les ganglions iliaques sont-ils compromis? Peut-être le reflux n'aura pas lieu dans les vaisseaux sous-ombilicaux, les valvules s'y opposant (et cependant l'influence absolue de cet obstacle valvulaire semble bien douteuse) (1); mais ces vaisseaux ou leurs affluents n'en seront pas moins contaminés par l'élément cancéreux qu'ils charrient ou qui y stagne, dès qu'il est entré par quelqu'une de leurs origines forcément atteintes dans la propagation en nappe.

De même en est-il pour l'appareil sus-ombilical, lequel, dans son trajet ascendant, met les matériaux liquides qu'il transporte en contact avec les néoplasmes du ligament suspenseur, si fréquents dans le cancer du péritoine et spécialement lors de cancer secondaire de l'ombilic.

De cette source partent d'autre part des éléments pathologiques qui vont rencontrer les ganglions mammaires internes sur leur voie centripète.

Ce dernier point importe à la suite de notre étude. Rappelons seulement ici que le même système ganglionnaire juxta-sternal reçoit également des lymphatiques de la partie

(1) Troisier : Bull. Soc. Méd. Hôp. Paris, 1888. — A. Mathieu : Dict. Encyclop. « Estomac. »

antérieure du foie et du diaphragme (1) et des vaisseaux lymphatiques intercostaux antérieurs sous-pleuraux (2), et aboutit au canal thoracique près de son confluent et à la grande veine lymphatique. Il est donc bien distinct du système des ganglions trachéaux et bronchiques.

Or, certaines obvervations de cancer du péritoine indiquent spécialement l'atteinte de ce système ganglionnaire rétro-sternal (3).

En somme, les dispositions anatomiques des vaisseaux lymphatiques autour de la région ombilicale permettent de concevoir comment les néoplasmes cancéreux y élisent un siège privilégié et justifient en quelque sorte la comparaison de l'ombilic à un organe ganglionnaire (Lorain).

C'est en ce sens aussi que témoignent ces lymphocèles de l'ombilic observées par Kœberlé, lors de kystes volumineux de l'ovaire, y formant des tumeurs qui parfois réclament l'intervention chirurgicale (4).

En résumé, le classement des tumeurs cancéreuses secondaires de l'ombilic comporte 4 groupes :

1° Cancer voisin intéressant l'ombilic à titre de contiguité ;

2° Cancer, de voisinage aussi, empruntant la voie d'une hernie ombilicale ou adombilicale ;

3° Cancer colloïde généralisé du péritoine, développé dans la paroi abdominale elle-même, mais évoluant à la façon d'une infiltration diffuse, plutôt que comme lésion spécifique, sur l'ouverture ombilicale ou les interstices adjacents ;

(1) Sappey, t. II, p. 866, 3e éd.

(2) Cruveilhier : Anat. dens. 3e éd., t. III, p. 168.

(3) P. ex. : Guérard : Bull. Soc. An., 1847. — Liouville : Bull. Soc. An., 1873. — Hardy : Bull. Soc. An., 1874.

(4) Kœberlé : Dict. méd. et ch. prat. « Ovaires ; Kystes. »

(5) Kœberlé : in th. Villar.

4° Cancer sous-péritonéal, développé de même dans la paroi abdominale, mais gagnant vers le dehors d'après une sorte de systématisation due à l'aptitude pathologique de certains éléments des tissus des interstices ambiants.

Le dernier groupe est le seul sur lequel nous présenterons quelques considérations cliniques.

Son étiologie se confond avec celle du cancer sous-péritonéal dont le bourgeon ombilical est une émanation.

Dès lors le cancer de tout viscère en contact direct avec le péritoine, ou retentissant sur des ganglions sous-jacents à la séreuse, pourra devenir l'origine de la manifestation ombilicale, par l'intermédiaire du cancer sous-péritonéal.

Inutile de reproduire ici les statistiques classiques concernant la proportionnalité des péritonites cancéreuses fournies par chaque organe de l'abdomen.

On a vu le cancer généralisé du péritoine dans l'enfance ; jusqu'ici on ne connaît pas encore de cancer secondaire de l'ombilic à cet âge.

M. Damaschino (1) a justement remarqué la fréquence plus grande des cas de ces tumeurs ombilicales chez la femme.

Cette fréquence relative nous paraît tenir au grand nombre des affections cancéreuses des organes génitaux de la femme. L'histoire du cancer du péritoine ne nous le montre-t-elle pas d'un tiers plus fréquent chez la femme ? (2).

Comme cause très accessoire, peut-être la grossesse, en distendant les orifices de la ligne blanche, en rend-elle plus facile l'envahissement ?

L'aspect de cette forme de cancer n'a rien de caractéristique ; bien plus, il varie fort selon les cas.

(1) Damaschino ; in th. Villar.

(2) Chuquet ; l. c.

Quand il a été possible de le suivre dès le début, il s'est manifesté sous forme d'un petit grain, sur lequel glissent facilement les téguments, grain dur, quelque peu mobile parfois sur la profondeur, et, en général, ne causant aucune sensation douloureuse à l'examen. Ce bourgeon s'étend rapidement en surface, en même temps qu'il contracte adhérence avec la partie profonde du derme.

Dès lors les progrès se font simultanément vers le tissu cellulaire sous-cutané et vers la peau. Celle-ci devient plus résistante ; d'ordinaire elle s'ulcère assez vite, mais le plus souvent dans une étendue restreinte. La surface suintante se recouvre parfois de croûtes faciles à détacher ; quelquefois de petites pertes de sang proviennent de fissures superficielles.

Habituellement la saillie ne consiste pas seulement en une induration ulcérée, mais elle se surélève au-dessus de l'ouverture extérieure de l'ombilic, recouverte de la peau adhérente, distendue, bosselée.

Le volume de la tumeur est variable, mais, donnée générale assez importante, il ne dépasse pas celui d'un œuf. Si des auteurs ont indiqué la possibilité de dimensions bien supérieures, c'est qu'ils ont compris dans leur description des cas que nous avons séparés de ce groupe, notamment certaines expansions colloïdes.

L'intérêt de cette remarque au point de vue du diagnostic a trait à la comparaison avec d'autres genres de tumeurs de l'ombilic qui peuvent atteindre un volume considérable, ainsi l'épithéliome primitif (1), le sarcome (2).

Le cancer secondaire, outre l'irréductibilité, se distingue par sa dureté, les inégalités de sa surface, des bosselures

(1) Péan ; l. c.

(2) Sappey; in Damalix : th. 1886

parfois, bien différentes pourtant des segments juxtaposés de certains fibromes (1), et par la fréquence de l'ulcération.

En somme, c'est l'aspect du cancer qui a gagné le tégument cutané, avec ses variétés de coloration et de forme, selon les points et selon les phases.

Assez fréquemment il se produit une inflammation superficielle au niveau de la tumeur ou à son pourtour. L'engorgement ganglionnaire des aines en résulte promptement. Par contre, les observations sont muettes sur l'adénite axillaire, malgré les relations de la partie cutanée de la région sus-ombilicale avec les ganglions de l'aisselle.

Quelques malades éprouvent de la douleur au niveau de la tumeur, d'autres, simplement des démangeaisons pénibles. Il importe toutefois de ne pas rapporter à la tumeur même la douleur au niveau de la région ombilicale si fréquente dans la péritonite cancéreuse et parfois l'un de ses premiers indices.

La règle ici est l'indolence et souvent le malade ne se doute pas de l'existence d'une tumeur déjà assez volumineuse ; aussi est-il permis de penser que cette manifestation a dû parfois rester méconnue.

La pédiculisation a pu être ébauchée à l'apparition de la saillie, mais les adhérences aux tissus fibreux profonds se font vite. Souvent la forme aplatie domine : telle de ces tumeurs s'applique sur l'un des bords de l'orifice ombilical ; telle autre englobe le mamelon ombilical et parfois le contour externe de l'ombilic ; en général le diamètre transversal est un peu plus considérable.

Quand la saillie fait un relief, même assez bombé, au dehors, elle ne cesse pas pour cela d'être sessile. Ce caractère n'est pas indifférent ; certains épithéliomes primitifs en effet semblent moins enclins à s'étendre en surface ; ainsi la tumeur

(1) Segond et Lannois : in Villar, p. 71.

enlevée par M. Després s'étalait seulement à la face externe de l'abdomen en forme de tête de clou, elle avait son pédicule à l'ombilic. D'autres fois, par contre, l'épithéliome primitif a offert, il est vrai, une disposition toute différente : dans l'observation de MM. Déjerine et Sollier, la tumeur, au centre de laquelle l'ombilic s'implantait, ne faisait absolument aucune saillie au dehors, malgré ses 7 à 8 cm. de diamètre sur 5 à 6 d'épaisseur ; elle ne fut reconnue du reste qu'à l'autopsie.

Au voisinage de la tumeur, la peau glisse ou non sur le tissu sous-cutané souvent résistant et de surface inégale.

Le plateau intra-abdominal peut se traduire par une masse indurée, profonde, au delà de laquelle se retrouve la dépressibilité normale. Des observations indiquent aussi l'impression d'un prolongement dur plongeant à travers la paroi. Nélaton (1) insistait sur la difficulté de reconnaître à quel point la face interne de la paroi abdominale est intéressée. Il attachait de l'importance à la perte de souplesse des téguments qui entourent l'ombilic, ou plutôt de toute l'épaisseur de la paroi abdominale : « Il est difficile de la plisser comme on peut le faire dans l'état normal. » Toutefois l'altération du tissu sous-cutané doit rendre cette appréciation délicate dans nombre de cas.

Un symptôme relevé dans toutes les observations, c'est la possibilité d'imprimer à la tumeur des mouvements d'ensemble sur les plans abdominaux sous-jacents ; parfois, elle peut même s'isoler en quelque sorte des viscères, se soulever en masse.

C'est là un signe commun avec l'épithéliome primitif, mais, alors même qu'il était constaté dans celui-ci, des adhérences profondes à l'épiploon ont pu être rencontrées lors de l'opération (cas Després, Péan) ; de là le précepte de ne jamais

(1) Nélaton ; l. c. p. 527.

opérer de traction sur la tumeur au moment de son ablation (Follin-Duplay) (1).

La rapidité du développement et de l'évolution, au moins pendant les premiers temps, est généralement telle que le diagnostic doit en tenir compte ; plus tard, les progrès de la tumeur se ralentissent d'ordinaire.

D'après les caractères propres de la tumeur, est-il possible d'affirmer sa nature et de la qualifier de cancer secondaire ?

Il est permis de répondre par la négative.

L'élimination est facile pour les hernies épiploiques irréductibles, les hernies graisseuses, les hernies de la veine ombilicale (2) et les tumeurs bénignes de l'ombilic, bien que certains fibro-papillomes puissent embarrasser ; mais la difficulté du diagnostic avec le sarcome et surtout avec l'épithéliome primitif est grande quelquefois, insoluble même, témoins ces cas où le cancer primitif s'enfonce entre la cicatrice ombilicale et le péritoine (3).

Force est de rechercher dans les anamnestiques et dans les accidents concomitants.

La question de date d'apparition de la tumeur a de l'importance, quand le médecin a pu lui-même la fixer. Aucun des cas publiés n'a atteint un an généralement, la mort est survenue entre trois et six mois. Si les observations ultérieures précisent cette donnée, ce sera un appoint précieux pour le diagnostic : toute tumeur dépassant un an serait à éliminer. Quelques réserves sont nécessaires, puisque des péritonites cancéreuses ont permis la vie au delà de ce terme, et même jusqu'à deux ans et demi et trois ans (4) ; mais ces faits sont

(1) Follin-Duplay, Path. ext.

(2) Nicaise : Rev. chir. janvier 1883.

(3) Déjerine-Sollier, l. c.

(4) Vidal, Soc. méd. hôp. Paris, 1874. — Bourneville : Icon, Hôp. P.

absolument exceptionnels, et dans l'une de ces rares observations (Vidal), il n'y eut pas d'autopsie pour affirmer le diagnostic de la nature cancéreuse de la maladie. Il est légitime de conclure dès maintenant que la durée d'une tumeur de l'ombilic au delà d'un an est une très forte présomption contre sa nature secondaire cancéreuse.

Bien des observations de cancer secondaire ont montré la participation des ganglions inguinaux à la maladie, en dehors des adénites purement inflammatoires, maintes fois produites par l'irritation cutanée de voisinage. L'attention des observateurs semble s'être moins souvent portée vers la constatation de l'état des ganglions axillaires. Ces ganglions cancéreux inguinaux deviennent rarement bien volumineux, ils sont durs et indolents.

Il y a longtemps que Chomel et N. Guéneau de Mussy ont insisté sur l'adénite inguinale dans le cours de la péritonite cancéreuse. L'interprétation de ce fait est assez délicate. Quant à l'adénite inguinale accompagnant le cancer secondaire ombilical, elle se conçoit sans commentaires. Son existence servirait à appuyer la présomption de ce cancer lors de diagnostic douteux avec une tumeur sarcomateuse.

Les caractères essentiels pour le diagnostic du cancer secondaire de l'ombilic sont fournis par les symptômes des maladies dont il n'est que l'épiphénomène.

C'est en somme l'histoire de chacun des cancers viscéraux, du cancer du péritoine et de la péritonite cancéreuse.

Notre tâche finit ici.

Comme vue d'ensemble, il est nécessaire cependant de remarquer que la tumeur ombilicale apparaît à des phases très diverses de la maladie initiale : à sa période ultime, parfois, — d'autres fois, dans son cours, alors qu'elle peut nettement se diagnostiquer déjà, — et, enfin, dans certains cas, à une phase, où peu d'indices, s'il en est, la laissent présumer.

Cette dernière éventualité peut donner une grande valeur clinique à la manifestation extérieure vers l'ombilic.

A un autre point de vue, ce cancer secondaire s'est souvent observé avec la péritonite cancéreuse, mais d'autres fois sans cette complication. Aussi, lorsqu'une tumeur ombilicale de nature ou de signification équivoque se présente, y a-t-il grand intérêt à rechercher les signes du cancer sous-péritonéal précurseur de la péritonite. La genèse de la tumeur secondaire de l'ombilic indique en effet la valeur toute spéciale pour son diagnostic de la coëxistence de points indurés ou résistants au niveau de la paroi abdominale et des noyaux décelés par l'examen vaginal et rectal.

Malgré tout, il n'est pas toujours possible d'affirmer si telle tumeur ombilicale est réellement un cancer secondaire. L'une des principales causes d'erreur vient de la latence de nombre des affections cancéreuses abdominales ; par contre, des troubles gastro-intestinaux de coïncidence peuvent faire croire à un cancer viscéral qui n'existe pas.

Chaque cas particulier a naturellement sa symptomatologie propre.

Comme exemple de tumeur de l'ombilic à diagnostic indécis, malgré les probabilités en faveur du cancer secondaire sous-péritonéo-ombilical d'après l'aspect extérieur et les accidents viscéraux concomitants, nous citerons, en la résumant, une observation de M. Potain (1).

Un homme de 27 ans est atteint depuis un an de désordres digestifs : anorexie, digestions laborieuses, éructations, tympanisme, borborygmes ; depuis cinq mois, vomissements alimentaires, d'abord 3 ou 4 heures après le repas, actuellement à toute heure ; pas de clapotage stomacal ; points douloureux à la pression aux deux extrémités du colon transverse.

(1) Foubert : in th. Villar : l. c., p. 84.

Petite tumeur à l'ombilic, du volume d'une noisette, mamelonnée, avec points bleuâtres (l'observation ne dit pas la date de son apparition); elle paraît s'enfoncer assez profondément ; saisie entre les doigts, qui dépriment la paroi, elle donne la sensation d'un cylindre dur de deux centimètres, s'insinuant vers l'intérieur, mais pas d'adhérence profonde, mobilité ; indolence à la pression ; à droite et en bas, dans le tissu cellulaire sous-cutané, une petite tumeur dure, libre par une de ses extrémités, adhérente par l'autre à la tumeur ombilicale, assez douloureuse à la pression, mais non spontanément

L'observation s'arrête là.

Etait-ce un cancer ou un sarcome ?

« L'affection est-elle primitive ou bien est-elle survenue à la suite d'une affection viscérale ? » (Villar.)

M. Trélat, consulté, crut à un sarcome aponévrotique, indépendant des phénomènes généraux.

Cet exemple met en évidence l'insuffisance de nos ressources diagnostiques. N'en est-il pas de même pour l'observation que nous citions de la malade de M. Mahot ? Il est vrai que les accidents gastro-intestinaux pourraient dans ce cas se rapporter à la dilatation stomacale, et la durée de la tumeur, dont la date d'apparition dépasse deux ans, permet de penser à un épithéliome primitif ou à un sarcome plutôt qu'à un cancer secondaire.

Toutefois, ce sujet est encore peu connu et des observations ultérieures sont indispensables pour la clinique.

Avant de clore ces remarques, il importe de noter une particularité qui semble n'avoir pas fixé l'attention, et cependant elle a de l'intérêt pour le diagnostic du cancer secondaire de l'ombilic et au point de vue de la physiologie pathologique.

L'une de nos observations de cancer secondaire adombilical

signale la coëxistence d'une double saillie, adhérente aux os, au niveau de deux des espaces intercostaux du côté gauche, le long du bord sternal.

Or, une coïncidence analogue est indiquée dans plusieurs autres observations de ces cancers secondaires (1).

Ainsi dans le cas de M. Moreau, une tumeur sous-cutanée située un peu au-dessous de l'ombilic et traversant la ligne blanche, — chez un malade atteint de cancer de l'estomac avec généralisation péritonéo-pleurale, — coïncidait avec une tumeur, grosse comme un œuf de dinde, adhérente aux fausses côtes gauches et aux muscles intercostaux, à la partie antérieure et inférieure de la poitrine.

Autre exemple (Küster): Carcinome de l'ovaire énorme ; petit tubercule cancéreux ombilical, situé entre le péritoine et la peau, et saillies cancéreuses dans le voisinage du sternum, fortement adhérentes au périoste de cet os. L'ovariotomie ne fut repoussée qu'en raison de ces manifestations extérieures.

L'observation de M. Dusaussay, — péritonite cancéreuse avec propagation du cancer à la plèvre, — indique une tumeur cancéreuse située sur la ligne médiane, un peu au-dessus de l'ombilic, simultanée à une autre placée au niveau du cartilage de la 7e côte, et considérée comme syphilitique pendant la vie.

Le fait de M. Mazand concerne une tumeur cancéreuse siégeant au-dessus de l'ombilic, sous la peau, concomitante d'une saillie semblable à l'épigastre et d'une petite tumeur, au niveau du cartilage de la 7e côte.

(1) Moreau : Bull. Soc. An. Paris, 1842. — E. Küster : Beïtrage zur Geiburts und Gynæc, t. IV, facs. I, 1875. — Dusaussay : Bull. Soc. An. Paris, 1876. — Mazand : « *Des Nodosités sous-cutanées dans le cancer viscéral,* » th. Paris, 1887, p. 127.

Cette série de manifestations extérieures pré-thoraciques et pré-abdominales, -- soit ombilicales, soit juxta-ombilicales, — mais toujours placées sur la ligne médiane ou près de celle-ci, doit-elle être envisagée comme un phénomène fortuit ou comme le résultat d'une influence commune et systématisée?

D'autres observations de cancer péritonéo-pleural, mais non compliqué de tumeur de l'ombilic ou de la ligne blanche, signalent également des saillies dans les mêmes points de la région thoracique antérieure (sans parler, bien entendu, des cas, tout différents d'interprétation, où des ganglions trachéo-bronchiques cancéreux sont atteints et forment relief à la partie supérieure du médiastin).

Ainsi l'observation de Gillette (1) : cancer du rectum avec généralisation au péritoine, masse cancéreuse dans le médiastin antérieur adhérente aux intercostaux, petites tumeurs au devant du sternum : le périoste est seul envahi et non l'os ; (on avait pensé pendant la vie à un vice de conformation de celui-ci).

Tel le cas de MM. Bucquoy et Hanot (2), qui a trait à un cancer des organes abdominaux et thoraciques, accompagné de tumeurs grosses comme des petits pois, reliés ensemble par des prolongements filiformes et situées dans les 3e et 5e espaces, au niveau du bord gauche du sternum. On put, à l'autopsie, suivre l'altération à travers les parois jusqu'à une masse cancéreuse du médiastin antérieur.

De même encore, M. Regnauld (3) vit un cancer de l'estomac avec généralisation au péritoine, à la plèvre et au

(1) Gillette : Bull. Soc. An., 1861.

(2) Bucquoy-Hanot : Bull. Soc. An., 1873.

(3) Regnauld : Bull. Soc. An. Paris, 1887, p. 728.

péricarde viscéral, accompagné de tumeurs superficielles sous-dermiques sur le thorax (1).

D'autres exemples pourraient être cités ayant de l'analogie avec les précédents. Nous avons eu nous-mêmes l'occasion d'observer une tumeur, située au niveau de l'hypochondre gauche, de diagnostic difficile au début, mais qui s'affirma plus tard comme cancéreuse ; cette tumeur s'accompagna d'assez bonne heure d'une saillie du volume d'une fève, adhérente au plan profond, au niveau du 4e espace intercostal gauche.

Deux points principaux ressortent de la comparaison de tous ces faits : la situation toujours identique, vers le plan médian, des tumeurs en question, et leur développement accompagnant toujours un cancer des séreuses.

Pour l'abdomen, nous avons indiqué suffisamment les causes de la systématisation de ces tumeurs sur le trajet de la ligne blanche en général ; pour le thorax, il semble que l'on doive mettre en cause ce système lymphatique, cette chaîne ganglionnaire qui, précisément, occupe les bords du sternum et a été trouvée maintes fois atteinte dans le cancer des séreuses.

Que le cancer du péritoine pénètre vers le tissu sous-pleural par l'une ou l'autre de ses voies ordinaires : les fentes et les puits du centre phrénique, les ganglions des médiastins, ou que le poumon fournisse, après son adultération secondaire au cancer abdominal, des éléments spécifiques à ses lymphatiques propres et à ceux de la plèvre (2), la conséquence est toujours la lymphangite sous-pleurale, — et celle-ci, dans sa généralisation, peut atteindre l'un des points d'origine du système médiastinal mammaire interne, —

(1) Voir aussi Liouville : Bull. Soc. An. Paris, 1874.

(2) Troisier : th. Paris, 1874.

tout comme si la conduction des éléments cancéreux a eu lieu par l'intermédiaire des vaisseaux lymphathiques du ligament suspenseur.

Une fois ces lymphatiques sous-sternaux entamés, le médiastin antérieur est menacé ainsi que le tissu sous-pleural, le péricarde pariétal adjacents et les organes qui forment sa paroi antérieure. Aussi, conçoit-on que le périoste, les muscles, le tissu cellulaire sous-cutané aient été envahis par contiguité. Anatomiquement, ce petit espace n'est-il pas l'un des moins défendus de la cage thoracique, dépourvu même de la double épaisseur des muscles intercostaux, puisque les externes y font défaut ?

Les néoplasmes sous-pleuraux des autres régions attaquent bien parfois le périoste des côtes et celles-ci elles-mêmes, et pourtant il n'y a pas alors d'ordinaire de manifestations extérieures sous forme de petites tumeurs symptomatiques (1). La superposition des plans musculaires sur ces points explique cette différence d'évolution.

Parmi les tumeurs de la partie antérieure de l'abdomen et du thorax que nous venons de passer en revue, il en est qui se sont accompagné de nodosités sous-cutanées multiples (2).

On sait aujourd'hui quel intérêt s'attache à ces grains cancéreux pour le diagnostic du cancer viscéral, depuis qu'un éminent clinicien, M. Millard (3), a attiré l'attention sur ce sujet. Ces petites nodosités mobiles ou pédiculées et, dans ce dernier cas, adhérentes soit aux tissus fibreux profonds, soit au derme, — ou bien encore intra-musculaires et logées

(1) P. ex. : Velpeau et Virchow, *Gaz. Méd.*, 1855, p. 210 — Axel-Key et Rayna-Bruzelins : Hygeia, 1877.

(2) Moreau ; Dusanssy ; Mazand, l. c.

(3) Millard : Bull. Soc. An. : 1876.

dans le tissu interstitiel du muscle, — *ces grains cancéreux de Millard* — présentent, entre autres particularités, celle de se développer presque exclusivement sur le tronc, rarement au cou et aux membres, et peut-être jamais à la tête; de plus, quand elles existent ailleurs, il y en a sur quelque point du tronc; enfin, elles apparaissent d'ordinaire aux environs du plan médian, où elles se maintiennent généralement bien plus volumineuses. Ces nodosités ont de la sorte leurs lieux d'élection : la base de la poitrine, les régions épigastrique, ombilicale et hypochondriaques.

Elles obéissent, du reste, bien entendu, à la loi d'identité du tissu pathologique qui régit toutes les productions néoplasiques étudiées ici.

Mais, caractère qui a déjà été signalé ailleurs, ces nodosités semblent appartenir à la symptomatologie du cancer du péritoine et de la plèvre, se manifestant seulement dans les points de la surface en rapport avec l'une des séreuses, quand une seule est atteinte de cancer. Ainsi, dans l'observation de M. Millard (1), le cancer du péritoine était accompagné de tumeurs superficielles de la paroi abdominale, le long du rebord des fausses côtes droites, — rien sur la partie antérieure du thorax. Par contre, dans le cancer sous-pleural, sans manifestations péritonéales concomitantes, par exemple, quand il est consécutif à un cancer du sein ou à un cancer primitif du médiastin (2), les nodosités se développeront au niveau des parois thoraciques et non sur l'abdomen.

A côté des rapports entre les tumeurs que nous avons étudiées et les nodosités de Millard, il y a des dissemblances:

(1) Millard : Bull. Soc. An. 1859. — Vidal : Bull. Soc. An. Paris, 1853.

(2) Doutrelepont : Berlin, Klin. Wochens, 1874. — Genouville : Bull. Soc. An. Paris, 1853.

la spécialisation précise du siège n'existe pas pour les grains cancéreux; ils se multiplient d'ordinaire beaucoup ; ils se forment avec une surprenante rapidité, atteignant en quelques jours le volume d'un pois; jamais ils ne s'ulcèrent; puis, caractère important, ils sont ultimes et présagent la mort dans quelques jours, dans quelques semaines au plus.

Cette dernière circonstance a fait poser la question de l'infection cancéreuse généralisée pour en expliquer l'origine. Toutefois, leurs localisations et leurs rapports anatomiques plaident bien haut en faveur de la propagation par les voies lymphatiques. Et même, dans certains cas, qui sont comme l'intermédiaire entre ces nodosités et les tumeurs fixes, — par exemple dans celui de MM. Bucquoy et Hanot, où, rapprochées et pré-thoraciques, les saillies étaient multiples, — la preuve anatomique de la relation des productions sous-cutanées et intra-musculaires avec la masse cancéreuse médiastine fut absolument établie.

De nouvelles recherches anatomiques sont nécessaires pour affirmer la justesse de ces rapprochements; mais il y a avantage dès aujourd'hui à comparer dans une vue synthétique toutes ces manifestations extérieures des cancers profonds, y compris la manifestation ombilicale secondaire.

Dans l'hypothèse d'une même genèse pour toutes ces tumeurs superficielles, celles qui ont une localisation fixe en quelque sorte et une durée relativement longue, représenteraient une phase moins avancée, et quelquefois précoce, des mêmes maladies qui pourraient engendrer à leur période ultime les nodosités de Millard.

L'influence qui préside à la formation de ces nodosités reste indéterminée encore. Les considérations précédentes permettraient de supposer une conduction de la lymphe contaminée par des voies anormales, quand une entrave absolue empêche son déversement à travers les conduits naturels. Le système lymphatique profond des régions abdomino-thoraciques antérieures est-il oblitéré par le néoplasme? Peut-être les relations pathologiques créées entre les lymphatiques sous-séreux et les lymphatiques sous-cutanés et musculaires laisseront-elles passer le lymphe des premiers vers les seconds. Ce produit adultéré jetterait tout à coup, en surabondance, des noyaux infectieux le long de son parcours nouveau; d'où les nodosités se développant parfois avec une surprenante rapidité, en quelques jours, sur des points multiples des parois thoraco-abdominales, de leur partie antérieure vers les ganglions (1).

En ce qui regarde le cancer profond, non seulement de l'estomac, mais de tous les viscères, on sait, depuis quelques années, l'intérêt diagnostique des adénopathies à distance (2). Certaines s'expliquent facilement, et ce sont les plus nombreuses, par l'envahissement progressif des lymphatiques et des ganglions; d'autres échappent à cette explication et restent bien obscures dans leur genèse. Il ne semble pas invraisemblable que de formations cancéreuses ganglionnaires périphériques ne prennent naissance d'après le processus précédent, alors même qu'aucune autre manifestation extérieure ne trahit la promiscuité cancéreuse survenue entre les deux systèmes sous-séreux et superficiel.

En résumé, au point de vue clinique, le cancer secondaire

(1) F. et G. Hoggan : Arch. Physiol., 1883.

(2) Troisier : Soc. Méd. Hôp. Paris, 1886, p. 394.

Millard :	id.	1888, p. 409.
Raymond :	id.	1886, p. 441.
Troisier :	id.	1888, p. 21.

Jaccoud : Leç. chimiques, 1888.

Belin : « Des adénopathies externes à distance dans le cancer viscéral, 1888. »

de l'ombilic est parfois simultané à une tumeur cancéreuse de la partie antérieure du thorax, et cette dernière peut avoir, au vis-à-vis du cancer sous-pleural ou des ganglions du médiastin antérieur, une signification analogue à celle de la manifestation ombilicale au vis-à-vis du cancer sous-péritonéal.

Imp. v^e Camille Mellinet, pl. Pilori, 5. — L. Mellinet et Cie, suc^rs.

www.ingramcontent.com/pod-product-compliance
Lightning Source LLC
LaVergne TN
LVHW012013160826
845678LV00002B/814

* 9 7 8 2 3 2 9 6 7 1 9 0 1 *